AF398995

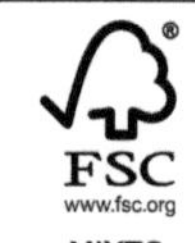

¿El futuro del tratamiento del cáncer?

La vitamina B17 y la búsqueda de una cura

Hans C. Bayer

Impresión y editorial: BoD – Books on Demand
info@bod.com.es - www.bod.com.es
Impreso en Alemania – Printed in Germany

ISBN: 978-8-4117-4446-1

Información General

El uso de este libro y la implementación de la información aquí presentada se hace bajo la responsabilidad del lector. El autor y quien lo publica están exentos de cualquier tipo de responsabilidad en caso de que se presenten accidentes o daños de cualquier tipo que se presenten por consejos incluidos en este libro.

Tabla de contenido

Capítulo 4: Controversia en torno a la vitamina B17   62

Capítulo 5: La industria del albaricoque y la influencia política sobre la vitamina B17   69

Prólogo

Queridos lectores,

Este libro, que trata del mundo de los tratamientos alternativos contra el cáncer, como los huesos de albaricoque y la vitamina B17, me complace enormemente compartirlo con ustedes. Para mí, no se trata sólo de un tema que me interese, sino de algo que me toca muy de cerca, sobre todo porque he afrontado personalmente las dificultades que conlleva un diagnóstico de cáncer. Mi propio camino hacia la recuperación me ha abierto los ojos al mundo de los tratamientos alternativos, y por eso he dedicado tanto tiempo a explorar los muchos beneficios que aportan.

Basado en una amplia investigación y en fuentes cuidadosamente seleccionadas, me gustaría señalar que este libro no es un consejo médico, ya que no soy médico ni experto en medicina. Es importante subrayar la importancia de que cualquier persona que se plantee un tratamiento contra el cáncer acuda a un médico cualificado y busque asesoramiento exhaustivo.

La controversia en torno a la eficacia de la vitamina B17 (laetrilo/amigdalina) en el tratamiento del cáncer persiste hasta nuestros días, lo que ha provocado su no aprobación en varios países debido a su potencial toxicidad y a la insuficiencia de pruebas científicas. El propósito de este libro es ofrecer un relato exhaustivo del debate y presentar todas las perspectivas de forma imparcial. Es importante comprender que existen opiniones opuestas y que el discurso polémico continúa.

Al preparar este libro, mi máxima prioridad ha sido mantenerme imparcial y objetiva. Quiero dotarle de una gran cantidad de conocimientos para que, en última instancia, pueda llegar a sus propias conclusiones. Recuerde que es fundamental examinar numerosas fuentes y perspectivas antes de tomar una decisión definitiva.

Mi objetivo con este libro es ofrecer un análisis exhaustivo sobre la vitamina B17, los tratamientos alternativos contra el cáncer y los huesos de albaricoque. Espero que después de leerlo tenga los conocimientos y la comprensión necesarios para tomar decisiones con conocimiento de causa. No obstante, tenga en cuenta que este libro no contiene procedimientos de tratamiento específicos ni planes de acción.

Este libro es un esfuerzo de colaboración y me gustaría dar las gracias a todas las personas que lo han hecho posible. Mención especial merecen los expertos, investigadores y médicos cuya contribución se ha destacado en las páginas de este libro. Deseo sinceramente que este libro le resulte enriquecedor y le ayude a ampliar sus conocimientos sobre el cáncer y sus opciones de tratamiento.

En su viaje, le deseo mucho valor y optimismo. A pesar de su gravedad, el cáncer puede combatirse con el apoyo adecuado, el conocimiento y la atención médica apropiada, lo que puede conducir a pasos graduales hacia un estilo de vida más saludable.

Atentamente,

Hans C. Bayer

Introducción

1.1 Introducción

La búsqueda de un tratamiento eficaz y tolerable del cáncer es una prioridad absoluta para médicos, científicos y pacientes de todo el mundo, y en ella se debaten enfoques convencionales y alternativos. Un tema controvertido pero fascinante que se explora en este libro es el papel de la vitamina B17 y las semillas de albaricoque en el tratamiento del cáncer. La búsqueda de una cura que salve vidas manteniendo al mismo tiempo una alta calidad de vida para los pacientes es crucial y por ello se analiza con detalle y pasión en Salud.

A lo largo de los años han surgido diversas teorías, algunas más aceptadas que otras. Un método controvertido que ha recibido atención es el uso de la vitamina B17, también llamada amigdalina o laetrilo, que se extrae de los huesos de albaricoque. Sus defensores han reivindicado su eficacia, mientras que sus detractores han planteado dudas sobre su seguridad y eficacia.

Nuestro objetivo al escribir este libro es abordar lo que es un tema complejo y a menudo apasionante. Al examinar a fondo la investigación actual sobre la relación entre la vitamina B17 y el tratamiento del cáncer, esperamos presentar una evaluación justa y exhaustiva. Como parte de nuestro análisis, examinaremos los puntos de vista tanto de quienes apoyan la vitamina B17 como de quienes expresan dudas al respecto. Con curiosidad científica y consideración reflexiva, esperamos proporcionar a nuestros lectores una comprensión profunda de esta importante cuestión.

1.2 Definición de vitamina B17

Profundicemos en los conceptos básicos para entender este tema. ¿Qué es exactamente una vitamina? Por lo general, se trata de un compuesto orgánico que nuestro organismo necesita en cantidades mínimas para mantener sus funciones normales y su bienestar general. Las vitaminas desempeñan un papel importante en numerosas funciones biológicas como el metabolismo, la función nerviosa, el crecimiento y el desarrollo. Como nuestro organismo no es capaz de producir suficientes vitaminas por sí mismo, tenemos que ingerirlas a través de los alimentos.

La cuestión es la siguiente: la vitamina B17 es diferente. A diferencia de las vitaminas habituales, la vitamina B17 es en realidad amigdalina. Este compuesto químico se encuentra principalmente en las semillas de ciertas frutas, por ejemplo los albaricoques. Contiene una combinación de una molécula de azúcar, una molécula de benzaldehído y dos moléculas de cianuro. Así que lo que llamamos vitamina B17 no es en realidad una vitamina en absoluto.

La amigdalina se ha convertido en tema de debate por la existencia de cianuro. El cianuro es una potente toxina que interfiere en la respiración celular, un proceso vital para todas las células de nuestro cuerpo. En cantidades excesivas, el cianuro puede resultar mortal. Sin embargo, los defensores de la vitamina B17 afirman que la amigdalina tiene el potencial de ser un valioso agente contra el cáncer.

Ernst T. Krebs Jr, bioquímico estadounidense, vinculó estrechamente la aparición de la amigdalina como posible agente anticancerígeno a las crónicas sobre la vitamina B17. En la década de 1950, Krebs inició estudios sobre la amigdalina como opción para tratar el cáncer, que fueron ampliamente aclamados. Para dar a conocer la sustancia y promover su uso, Krebs creó el término "vitamina B17". Argumentó que el aumento de la incidencia del cáncer estaba relacionado con la falta de vitamina B17 en la dieta moderna.

Aunque se hace referencia a la amigdalina como vitamina B17, es importante subrayar que ésta no está reconocida como vitamina por ninguna autoridad u organización sanitaria acreditada. Faltan pruebas sólidas de que la amigdalina sea necesaria para las funciones corporales normales.

1.3 Historia y antecedentes del uso de los huesos de albaricoque como remedio

El reconocimiento de que las plantas y las frutas tienen propiedades curativas es un concepto antiguo e intrincado que existe desde hace siglos. Esta idea ha sido utilizada por diversas civilizaciones que reconocieron instintivamente el potencial de las sustancias naturales en el tratamiento de enfermedades. Los supuestos beneficios para la salud de los huesos de albaricoque se han utilizado en numerosas culturas, desde las antiguas prácticas curativas chinas hasta los remedios naturales empleados por los nativos americanos.

La suposición de que los huesos de albaricoque tienen efectos curativos contra el cáncer es de origen reciente y se remonta a los resultados de investigaciones del siglo XX, realizadas principalmente por Ernst T. Krebs Jr. y su padre Ernst T. Krebs Sr. Según sus investigaciones, la amigdalina, la sustancia química de las semillas de albaricoque, se ha considerado un tratamiento eficaz contra el cáncer.

A pesar de las controversias en ciertos círculos, la idea de la vitamina B17 ha prevalecido desde las investigaciones de la familia Krebs. Sus defensores afirman que la amigdalina es una terapia eficaz y orgánica contra el cáncer. Los que se oponen a esta noción, sin embargo, argumentan la falta de pruebas científicas que respalden estas afirmaciones y la posibilidad de envenenamiento por ciano. A lo largo de los años, ambas facciones han debatido y discutido la validez de la vitamina B17.

El debate sobre el tratamiento del cáncer, en el que intervienen múltiples opiniones y teorías, pone de relieve las complejidades y los retos emocionales. Para profundizar en este tema, este libro examina en profundidad las oportunidades y los obstáculos asociados al uso de la vitamina B17 en el tratamiento del cáncer.

1.4 Cáncer: introducción básica

Antes de analizar las controversias sobre la vitamina B17, es importante comprender el cáncer. La proliferación y división de las células es típica de esta categoría de enfermedades llamada cáncer.

El ciclo celular es una parte natural del cuerpo humano en la que las células se regulan para crecer y dividirse a intervalos específicos. Este proceso está controlado por un temporizador interno que conoce cada célula; decide cuándo dividirse y cuándo morir. El cáncer, sin embargo, pone estos mecanismos fuera de combate. La división incontrolada y la no terminación de las células conducen a la formación de tumores y al crecimiento excesivo de los tejidos.

El cáncer de piel, el cáncer de mama, el cáncer de próstata, el cáncer de pulmón y el cáncer de intestino son algunos de los tipos de cáncer más comunes. En función de las células afectadas, cada tipo de cáncer presenta síntomas y opciones de tratamiento diferentes.

En la búsqueda de enfoques y fármacos novedosos, médicos e investigadores exploran continuamente nuevos tratamientos contra el cáncer. Para eliminar las células cancerosas pueden utilizarse tratamientos convencionales como la cirugía para extirpar tumores, la quimioterapia que destruye las células cancerosas y la radioterapia con haces de alta energía. Sin embargo, estas terapias tienen efectos secundarios y no siempre son completamente eficaces.

1.5 El debate sobre la vitamina B17 y los huesos de albaricoque

Desde la década de 1950, ha habido opiniones divergentes sobre el potencial de una sustancia concreta de los huesos de albaricoque para tratar el cáncer. Algunos defensores de la vitamina B17 ensalzan los beneficios de la amigdalina, que consideran capaz de atacar y eliminar las células cancerosas sin afectar a las sanas. Según estos partidarios, la amigdalina es una "vitamina" crucial de la que muchos de nosotros carecemos en nuestra dieta, y aumentar su ingesta podría reducir el riesgo de cáncer. Mientras tanto, los detractores han criticado el uso de huesos de albaricoque por considerarlo un método no probado y potencialmente arriesgado para el tratamiento del cáncer.

Sin embargo, algunos críticos no están convencidos de la eficacia de la vitamina B17 para el tratamiento del cáncer por falta de datos científicos concretos. Su principal preocupación es el hecho de que la amigdalina contiene cianuro, que puede ser mortal si se consume en grandes cantidades. Consumir vitamina B17 como remedio contra el cáncer puede llevar a los pacientes a renunciar a tratamientos probados contra el cáncer y optar por un enfoque arriesgado y no probado.

Examinaremos ambos lados del debate con más detalle en los próximos capítulos. Analice científicamente el efecto de la amigdalina sobre las células cancerosas, teniendo en cuenta todos los posibles riesgos y efectos secundarios. No olvide examinar también los aspectos sociopolíticos de esta polémica.

El objetivo de este libro es superar sus expectativas y alcanzar las metas que se ha fijado. Su propósito es proporcionar una perspectiva única sobre el tema y ofrecer ideas y conocimientos que no se encuentran en ningún otro lugar. Mediante un uso innovador del lenguaje y una presentación poco convencional, este libro cautivará e implicará a sus lectores. Esperamos que inspire y motive a la gente a actuar y hacer cambios positivos en sus vidas. En conjunto, este libro pretende ofrecer una experiencia de lectura excepcional y superar todas las expectativas.

El uso de huesos de albaricoque y vitamina B17 para tratar el cáncer es una cuestión compleja y controvertida con implicaciones médicas, éticas y sociales. Dado el rechazo generalizado de estas terapias alternativas en la comunidad médica, la cuestión es cómo podemos navegar por este terreno tan divisivo. Además, es importante capacitar a los pacientes para que tomen decisiones informadas sobre su salud en una época en la que abunda tanto la información fiable como la poco fiable. Entonces, ¿cuál es la mejor manera de abordar esta cuestión polarizadora?

Con el fin de arrojar luz sobre los aspectos científicos del controvertido debate sobre la vitamina B17, en este libro pretendemos ofrecer a los lectores un relato exhaustivo y equilibrado. Nuestro objetivo es examinar no sólo las dimensiones científicas, sino también las sociales, culturales y políticas que contribuyen a dar forma a esta cuestión.

En un mundo repleto de información sanitaria, nos esforzamos por ofrecer un recurso fiable y exhaustivo basado en la investigación científica. De este modo, pretendemos educar a los lectores sobre este tema tan importante y complejo y capacitarles para tomar decisiones informadas sobre su propia salud.

Para que quede claro, no es nuestra intención sustituir el asesoramiento médico, aunque nos esforzamos por ofrecer la información más actualizada y precisa. Si usted o alguien de su entorno está afectado por un cáncer, le recomendamos que consulte a un médico competente o a otro profesional sanitario para encontrar el mejor curso de acción para su situación individual.

Capítulo 2: La teoría de la vitamina B17

2.1 Introducción al capítulo

Pasemos al segundo capítulo, donde tratamos el núcleo del tema: La vitamina B17. Comenzamos nuestra exploración en el primer capítulo con una visión general del uso histórico, la definición y el origen de los huesos de albaricoque como medicamento. En este capítulo, sin embargo, nos centramos en la teoría que rodea a la vitamina B17. Antes de iniciar la expedición, es importante comprender los dos conceptos importantes que suelen asociarse a la vitamina B17: la amigdalina y el laetrilo.

Los compuestos químicos con las mismas propiedades de la vitamina B17 son la amigdalina y el laetrilo, y a menudo se utilizan indistintamente. Alimentos como los albaricoques, las frutas con hueso y otros pueden contener ambos compuestos, pero suelen ser las semillas las que los contienen. Diversos alimentos también contienen pequeñas trazas de estos compuestos. Estos compuestos han atraído más atención recientemente porque se dice que ayudan a combatir el cáncer y pueden servir como una forma alternativa de terapia.

Se cree que los huesos de albaricoque, la amigdalina y el laetrilo tienen la capacidad de combatir el cáncer según la "teoría de las enzimas". Esta teoría supone que estos compuestos poseen enzimas únicas que pueden atacar específicamente a las células malignas y preservar las sanas.

Antes de abordar esta cuestión en detalle, hay que subrayar que la idea, defendida con vehemencia por algunos defensores, no es aceptada universalmente por los profesionales de la medicina. La eficacia de la vitamina B17, el laetrilo y la amigdalina en el tratamiento del cáncer es muy discutida y a menudo provoca debates controvertidos, como detallaremos en este manuscrito.

En lugar de entrar en los aspectos controvertidos, en esta sección nos gustaría presentar los principios e ideas básicos que defienden el uso de la vitamina B17, así como de compuestos relacionados, como tratamiento viable contra el cáncer. Nuestra primera tarea es aclarar qué son la amigdalina y el laetrilo, de dónde proceden y su mecanismo de acción. A continuación examinaremos la teoría de las enzimas y cómo esta noción proporciona la base para creer que los huesos de albaricoque y sus componentes químicos son prometedores en la lucha contra el cáncer.

A partir del análisis de las pruebas científicas a favor y en contra de la eficacia de la vitamina B17, la amigdalina y el laetrilo como tratamientos contra el cáncer, así como de los aspectos sociales, políticos y económicos implicados, obtendremos información que nos permitirá comprender mejor los capítulos avanzados.

2.2 ¿Qué es la amigdalina?

Los granos de almendra dieron origen a la palabra griega "amígdala", que ahora se asocia a un compuesto químico natural llamado amigdalina. Este compuesto se encuentra en los granos de varias frutas con hueso y es la clave para entender la teoría de la vitamina B17.

El cianuro es una toxina potente y peligrosa que puede liberarse por el proceso de degradación de la amigdalina. La amigdalina, compuesta por dos unidades de azúcar y un grupo cianogénico, se degrada en presencia de una enzima específica llamada beta-glucosidasa para desencadenar esta liberación. La estructura química de la amigdalina permite la activación de este grupo en determinadas condiciones.

El cianuro, que puede matar células, se libera cuando la beta-glucosidasa descompone la amigdalina. Algunos investigadores consideran que la amigdalina, que tiene el potencial de matar células cancerosas, es una de las razones por las que la betaglucosidasa se encuentra habitualmente en muchas plantas y en el intestino humano.

El énfasis en el grupo cianogénico estable y no tóxico presente en la amigdalina natural es crucial. Sin embargo, es importante señalar que este grupo se vuelve tóxico cuando es degradado por la betaglucosidasa. En general, los alimentos que contienen amigdalina son seguros para el consumo, siempre que no se consuman en exceso o junto con determinadas sustancias que favorecen la liberación de cianuro.

En concentraciones variables, las semillas de distintas frutas contienen amigdalina, un compuesto hidrosoluble sin sabor ni olor fuertes. Las semillas de albaricoque son especialmente ricas en este nutriente, por lo que a menudo se consideran una fuente superior de vitamina B17.

Existen diferentes formas de amigdalina, por ejemplo la amigdalina libre y la ligada. La amigdalina libre puede ser absorbida directamente por el organismo, mientras que la ligada tiene que pasar por ciertos procesos, como la cocción o la digestión, para convertirse en la forma de amigdalina libre. Es importante recordar que ambas formas están presentes.

Las posibles propiedades anticancerígenas de la amigdalina, un compuesto complejo e intrigante, son objeto de intensas investigaciones y debates. En las próximas secciones analizaremos los mecanismos específicos que, según algunos investigadores, podrían hacer que la amigdalina fuera eficaz contra el cáncer. Además, examinaremos el laetrilo, un compuesto relacionado que a menudo se considera una versión más potente y concentrada de la vitamina B17.

2.3 ¿Qué es el laetrilo?

En el centro del debate sobre la vitamina B17 y su potencial en el tratamiento del cáncer se encuentra el laetrilo, un compuesto derivado de la amigdalina y desarrollado en la década de 1950 por el Dr. Ernst T. Krebs Jr. El laetrilo es un derivado semisintético fuertemente anticancerígeno ' creen que la amigdalina y el laetrilo son eficaces en la lucha contra el cáncer.

El nombre laetrilo procede de "almendra" y "levógiro", ya que se deriva de las almendras, que se sabe que contienen altos niveles de amigdalina y tienen una disposición atómica distintiva.

El laetrilo consta de dos unidades de azúcar y un grupo cianogénico que puede liberar cianuro en determinadas condiciones. A menudo se considera una versión más potente de la vitamina B17, con una estructura química como la amigdalina pero con sus propias características únicas. La liberación de cianuro también puede ser provocada por la amigdalina, un compuesto paralelo al laetrilo.

Aunque el laetrilo se sintetiza a partir de la amigdalina, a menudo se administra en un estado modificado que puede liberar más cianuro que el compuesto original. Por esta razón, algunas personas perciben el laetrilo como una forma más fuerte de vitamina B17, pero esta creencia no está universalmente aceptada y suscita debate.

Tanto el laetrilo como la amigdalina se encuentran de forma natural en las semillas de varias frutas de hueso, pero la forma en que se procesan y utilizan es diferente. Además, su degradación en el organismo es diferente.

El laetrilo, un compuesto semisintético, no se encuentra en la naturaleza como la amigdalina, por lo que es necesario modificarlo químicamente en el laboratorio. La producción de laetrilo requiere la extracción de amigdalina de fuentes naturales.

El laetrilo es un compuesto químico con múltiples perfiles y una reputación controvertida, que sigue los pasos de la amigdalina. Aunque algunas personas sostienen que tiene potencial para actuar como terapia contra el cáncer, este argumento no es unánime y es rechazado por numerosos miembros del mundo médico. En las próximas secciones, analizaremos las ideas y afirmaciones que defienden el uso del laetrilo en el tratamiento del cáncer.

2.4 La teoría de las enzimas

La "teoría de las enzimas" es una hipótesis intrigante que exploraremos más a fondo tras estudiar la amigdalina y el laetrilo. Esta teoría trata de las posibles propiedades anticancerígenas de estas sustancias. Antes de examinarla, debemos tener una idea general de cómo se desarrolla y se propaga el cáncer en el organismo.

Debido a cambios genéticos que hacen que las células crezcan y se dividan sin control, el cáncer se desarrolla cuando se daña el ADN de las células del organismo. Este crecimiento aleatorio permite a las células cancerosas invadir y dañar el tejido sano, lo que provoca numerosos problemas de salud.

A través de enzimas específicas, la amigdalina y el laetrilo pueden destruir las células cancerosas sin dañar las sanas, como sugiere la teoría de las enzimas. Esta teoría se basa en el principio de que determinadas enzimas, principalmente la betaglucosidasa, se encuentran en mayor cantidad en las células cancerosas que en las sanas.

La betaglucosidasa es una enzima clave que libera cianuro cuando se descomponen la amigdalina y el laetrilo. Según la teoría de la enzima, las células cancerosas tienen cantidades significativamente mayores de esta enzima que las células sanas. Por lo tanto, es probable que la amigdalina o el laetrilo se descompongan más en las células cancerosas cuando entran en el organismo, y que las mayores cantidades de betaglucosidasa provoquen una liberación local de cianuro en las células cancerosas. ¿El resultado? Principalmente, la muerte de las células cancerosas, ya que es probable que no se vean afectadas en gran medida debido a los niveles más bajos de betaglucosidasa en las células sanas.

La comunidad médica no está totalmente de acuerdo con la teoría de las enzimas porque sólo es una hipótesis. Los científicos creen que se basa en suposiciones que necesitan más pruebas científicas.

Los niveles de betaglucosidasa en células sanas y cancerosas no han proporcionado pruebas concluyentes de que las células cancerosas tengan de forma natural niveles más altos de la enzima. Sin embargo, aunque la liberación selectiva de cianuro fuera posible, tal práctica plantearía sin duda problemas de seguridad. La liberación de cianuro en el cuerpo, incluso si se dirige principalmente contra las células cancerosas, conlleva el potencial de complicaciones graves para la salud si no se mitiga adecuadamente, en gran parte debido a la naturaleza tóxica del cianuro.

Se cree que los defensores de la teoría enzimática que defienden la vitamina B17, la amigdalina y el laetrilo, a pesar de las críticas, están haciendo valiosas aportaciones al control del cáncer. Muchos consideran que los tratamientos tradicionales contra el cáncer, como la quimioterapia y la radioterapia, tienen efectos secundarios indeseables y una eficacia limitada, lo que lleva a buscar métodos alternativos de tratamiento y prevención del cáncer.

Los beneficios potenciales de la amigdalina y el laetrilo se han pasado por alto, pero la teoría de las enzimas ofrece una alternativa interesante. Estas ideas no están exentas de controversia, y algunos sugieren que la clase médica y la industria farmacéutica ignoran deliberadamente sus beneficios potenciales. Sin embargo, muchos tachan estas afirmaciones de teorías conspirativas.

Nunca se insistirá lo suficiente en la plausibilidad de la teoría enzimática como explicación de las propiedades anticancerígenas de la amigdalina y el laetrilo. Sin embargo, existen pocas pruebas científicas de la eficacia de estas sustancias. Aunque algunos estudios in vitro han mostrado resultados prometedores en la lucha contra las células cancerosas, los resultados de los estudios en humanos no son concluyentes.

A primera vista, la teoría de las enzimas representa un método fascinante, aunque controvertido, para combatir el cáncer. Aunque este punto de vista merece ser investigado, es importante confirmar el apoyo científico concreto antes de tomarlo como un hecho. A medida que profundicemos en los siguientes capítulos, examinaremos las pruebas actuales y la controversia en torno a las vitaminas B17, la amigdalina y el laetrilo.

Se cree que la vitamina B17 es prometedora en la lucha contra el cáncer y, aunque la dieta desempeña un papel esencial, es sólo una parte de la ecuación. La salud general y la prevención de enfermedades también son aspectos importantes de la nutrición. Por lo tanto, un plan de dieta equilibrada puede hacer mucho para reducir el riesgo de varios tipos de cáncer, y lo mismo ocurre a la inversa con una dieta poco saludable. En este contexto, puede concluirse con seguridad que la vitamina B17 puede desempeñar un papel esencial en el tratamiento del cáncer.

Para obtener suficiente vitamina B17 en la dieta, es importante tener en cuenta de dónde procede. Aunque los huesos de albaricoque son la fuente más conocida de amigdalina, que produce vitamina B17, también abunda en alimentos como las semillas de manzana, los huesos de cereza, las almendras y los huesos de melocotón. Por este motivo, muchos defensores de la vitamina B17 recomiendan una dieta rica en este tipo de alimentos para garantizar unos niveles óptimos de amigdalina.

La dieta puede influir en la eficacia de la vitamina B17 para combatir las células cancerosas. Se cree que ciertos suplementos dietéticos y alimentos pueden alterar la absorción y el metabolismo del laetrilo y la amigdalina en el organismo, lo que a su vez podría aumentar o disminuir su potencial como agente anticancerígeno.

El poder de la vitamina B17 para combatir las células cancerosas podría potenciarse con la ayuda de ciertas enzimas y nutrientes. El rodaneso, presente en diversos alimentos como las verduras y la carne, podría reducir la toxicidad del cianuro liberado por la descomposición del laetrilo y la amigdalina. Según estos resultados, un aumento de los niveles de vitamina B17 podría dañar las células cancerosas sin perjudicar a las células sanas.

Incluir vitamina C en la dieta podría reforzar la capacidad del organismo para absorber y utilizar los beneficios de la vitamina B17. Se cree que la vitamina C combate y anula el efecto de los radicales libres que pueden producirse durante la metabolización de la amigdalina y el laetrilo.

Es importante destacar que la investigación científica aún no ha validado suficientemente estas teorías. Además, también existen dudas sobre la seguridad de utilizar complementos alimenticios como medio para potenciar la absorción y el efecto de la vitamina B17. Tomar mayores cantidades de vitamina B17 puede conllevar riesgos y, en algunos casos, cuando se toma con determinados suplementos, puede provocar efectos secundarios graves como la intoxicación por cianuro.

El consumo de huesos de albaricoque y otras fuentes de amigdalina y laetrilo no debe sustituir la importancia de una dieta variada. La clave de una buena salud es mantener el equilibrio y no depender demasiado de ciertos alimentos o suplementos. Incluir muchas frutas y verduras en la dieta es clave para reducir el riesgo de cáncer. También es importante tener en cuenta otros nutrientes y alimentos esenciales al consumir estas semillas y fuentes.

Altos niveles de contaminantes como pesticidas y aditivos artificiales en nuestros alimentos pueden suponer un riesgo para nuestra salud y provocar cáncer, por ejemplo. Por ello, es importante elegir alimentos ecológicos cuando estén disponibles y evitar los que puedan contener este tipo de sustancias. La calidad de los alimentos es un factor esencial a tener en cuenta para mantener una buena salud.

El consumo de vitamina B17 puede verse influido por nuestra dieta, por lo que es un factor importante a tener en cuenta. Una ingesta suficiente de amigdalina y laetrilo puede conseguirse mediante una dieta equilibrada con abundante fruta y verdura. Este consumo puede potenciar el efecto anticancerígeno. Sin embargo, es crucial garantizar la seguridad y calidad de estos alimentos y consumirlos de forma que promuevan la salud y el bienestar general. También es importante buscar asesoramiento médico profesional antes de realizar cualquier cambio en la dieta, especialmente si se planea tomar suplementos para aumentar la absorción y el efecto de la vitamina B17.

El próximo capítulo analizará las pruebas sobre la eficacia de la vitamina B17. Descubra estudios de casos de personas que afirman que la vitamina B17 les ha curado, así como hallazgos de estudios de laboratorio y con animales que demuestran su efecto sobre las células cancerosas.

Capítulo 3: Pruebas de la eficacia de la vitamina B17

3.1 Panorama de la investigación sobre la vitamina B17

El tema de la vitamina B17 es bastante controvertido en ciencia y medicina. No se reconoce como nombre oficial de un nutriente, sino que se utiliza para describir un compuesto natural que se encuentra en ciertos alimentos como los huesos de albaricoque. Sus defensores afirman que este compuesto llamado amigdalina o laetrilo es capaz de destruir las células cancerosas sin dañar las células sanas. Pero, ¿qué dice la comunidad científica al respecto?

En las últimas décadas se han realizado numerosos experimentos para investigar la posible influencia de la vitamina B17 en el cáncer. Mientras que algunos estudios, en gran parte confinados a laboratorios in vitro o experimentos con animales, han demostrado que la amigdalina puede inhibir la propagación de las células cancerosas, otros han descubierto que grandes cantidades de amigdalina pueden ser perjudiciales o no han mostrado ningún efecto significativo.

Al examinar los estudios realizados en laboratorios o con animales, es importante recordar que sus resultados pueden no ser aplicables a los seres humanos. Tenga cuidado con la posible parcialidad de estos estudios, ya que algunos pueden haber sido financiados por personas o grupos con un interés personal en demostrar que la vitamina B17 es una cura para el cáncer.

La calidad de los estudios influye en la validez y fiabilidad de los resultados. Hay que tener en cuenta algunos estudios que utilizaron métodos considerados menos fiables o que tenían muestras de pequeño tamaño.

Todavía hay muchas preguntas sin respuesta sobre el papel de la vitamina B17 en el tratamiento del cáncer, pero a pesar de la amplia investigación, los resultados son contradictorios.

3.2 Estudios de casos e informes anecdóticos

En las páginas siguientes, nos centraremos en relatos personales y estudios de casos en los que personas reales afirman haber experimentado notables beneficios para su salud, incluida la remisión del cáncer, tras incorporar la vitamina B17 a su dieta. Es importante señalar que estos relatos ofrecen una perspectiva individual y no sirven necesariamente como prueba científica concluyente de la eficacia de la vitamina B17. No obstante, plantean cuestiones interesantes y merecen una mayor investigación. Por razones de privacidad, hemos anonimizado los nombres.

Hablemos del Sr. Miller, un hombre de mediana edad al que diagnosticaron un cáncer de colon bastante avanzado. A pesar de probar terapias convencionales, no funcionaron, así que en su lugar empezó a cambiar sus hábitos alimenticios y a suplementarse con vitamina B17 comiendo huesos de albaricoque. Tras varios meses con este método, el Sr. Miller se sintió más fuerte y sus marcadores tumorales disminuyeron.

La Sra. Smith, una mujer de unos cincuenta años que padecía cáncer de mama, incluyó la vitamina B17 en su plan de tratamiento junto con la quimioterapia y la radioterapia. Notablemente, este enfoque único resultó ser extremadamente exitoso para ella. La Sra. Smith informó de un aumento de sus niveles de energía y de una mejora general de sus síntomas.

Permítanme que les hable del Sr. Schneider, un joven ágil al que desgraciadamente diagnosticaron leucemia. Apartándose de los tratamientos habituales, el Sr. Schneider optó por remedios alternativos, entre ellos la ingesta de vitamina B17. Y he aquí que, al cabo de unos meses de tratamiento, notó una notable mejoría.

Historias conmovedoras e impresionantes, pero no bastan para demostrar la eficacia de la vitamina B17. No son más que experiencias personales en las que podrían haber influido diversos factores que condujeron a las mejoras mencionadas.

3.3 Estudios de laboratorio y experimentos con animales

Vamos a centrarnos en los estudios de laboratorio y los informes sobre animales después de revisar los estudios de casos y las pruebas anecdóticas. En esta sección podemos examinar el estado actual de la investigación sobre la influencia de la vitamina B17 en las células cancerosas.

La investigación de la eficacia potencial de la vitamina B17 contra el cáncer requiere pasos importantes, como la realización de estudios de laboratorio y con animales. Estos estudios proporcionan a los científicos un entorno controlado para analizar y evaluar los efectos de la vitamina B17 en las células cancerosas.

Cultivar líneas celulares aisladas de cáncer en un laboratorio es una forma de realizar estudios de laboratorio en los que las células suelen tratarse con diferentes concentraciones de vitamina B17 para observar una respuesta. El análisis del crecimiento celular, la expresión génica, los niveles de proteínas y si las células han muerto son parámetros que evalúan los investigadores. Estos estudios pueden proporcionar información valiosa sobre la eficacia de la vitamina B17 contra las células cancerosas.

Los estudios de laboratorio han informado de la inhibición del crecimiento de células cancerosas y la inducción de la muerte celular utilizando vitamina B17. Un estudio de 2018 publicado en la revista Nutrition and Cancer examinó los efectos de la amigdalina en células de cáncer de mama. Mostró que se inhibió el crecimiento de células cancerosas y se indujo la apoptosis. Estos prometedores resultados sugieren que la vitamina B17 puede tener propiedades cancerígenas.

Los efectos de la vitamina B17 sobre el cáncer en un organismo vivo se observan mediante experimentos con animales, en los que se infectan ratones o ratas con células cancerosas y se les administra vitamina B17 para controlar los efectos sobre el crecimiento tumoral. Este enfoque proporciona información valiosa sobre la seguridad y eficacia de la vitamina B17.

En 2019, Cancer Science publicó un estudio con animales que examinó cómo Laetrile afecta al cáncer de pulmón en ratones. Curiosamente, los resultados mostraron que Laetrile ralentizó la progresión de las células de cáncer de pulmón y aumentó la tasa de supervivencia de los sujetos. Estos hallazgos abren nuevos potenciales para el efecto terapéutico de la vitamina B17 en el cáncer.

A pesar de los alentadores resultados obtenidos en estudios de laboratorio y con animales, los ensayos clínicos con humanos son esenciales para confirmar la eficacia y seguridad de la vitamina B17. Hay que tener en cuenta que el comportamiento de las células cancerosas difiere entre los seres humanos, los animales y el laboratorio.

El siguiente capítulo, que incluye críticas a la eficacia y a los posibles efectos secundarios, está dedicado a debatir las controversias en torno a la vitamina B17.

3.4 Evaluación crítica de las pruebas

A la hora de determinar la eficacia de la vitamina B17, es de suma importancia examinar las pruebas disponibles. Para llegar a valoraciones válidas, es necesaria una evaluación cuidadosa de la fiabilidad y calidad de la investigación realizada. Esta sección ofrece una evaluación crítica de la investigación realizada.

La variedad de estudios e investigaciones llevados a cabo hace que la evaluación de las pruebas sobre la vitamina B17 resulte un tanto complicada. Existen diferentes opiniones y argumentos sobre los resultados positivos y negativos que reflejan. Aunque algunos argumentos insisten en que los estudios disponibles demuestran que la vitamina B17 es eficaz en el tratamiento del cáncer, los escépticos cuestionan la calidad y la metodología utilizadas para llevar a cabo dichos estudios.

Para realizar una evaluación exhaustiva, hay que tener en cuenta el diseño del estudio, el tamaño de la muestra, los factores relevantes y los métodos. Mediante un análisis crítico, podemos evaluar la validez de los estudios e identificar sus puntos fuertes y débiles.

La fiabilidad de los resultados de los estudios es crucial, lo que plantea la cuestión de la reproducibilidad. Los resultados de la investigación deben ser confirmados por diferentes científicos para demostrar su exactitud. Sin otros estudios que ofrezcan resultados similares, la fiabilidad de los estudios realizados una sola vez es bastante limitada.

Para reducir los sesgos, es importante tener en cuenta los intereses económicos de quienes financian la investigación. Los estudios financiados por individuos o grupos con intereses creados en la defensa de la vitamina B17 han demostrado ser potencialmente menos fiables. Para evitar sesgos, es necesario que la investigación sea autónoma y esté libre de enredos financieros.

Hay que tener en cuenta que los distintos tipos de cáncer y los niveles de vitamina B17 afectan a los resultados. Cada tipo de cáncer tiene sus propias características y puede responder de forma diferente a los tratamientos. Por lo tanto, es importante tener en cuenta los distintos tipos de cáncer y utilizar dosis específicas de vitamina B17 en los estudios para conseguir resultados significativos.

La consideración de los posibles riesgos y efectos secundarios es esencial en la evaluación de las pruebas. La vitamina B17 es bien tolerada por la mayoría de las personas, pero se han producido reacciones adversas como vómitos, náuseas y reacciones alérgicas. La formación de cianuro por la amigdalina es un riesgo potencial. Es esencial una evaluación y consideración exhaustivas de los posibles riesgos y efectos secundarios.

Para extraer conclusiones sólidas, es importante evaluar la eficacia de la vitamina B17. Esto significa examinar la fiabilidad y la calidad de las investigaciones realizadas. No obstante, es importante reconocer que existen discrepancias en los estudios actuales y que sigue habiendo incertidumbres. En definitiva, es esencial realizar una evaluación exhaustiva de las pruebas disponibles.

Cuando se trata de evaluar pruebas, los ensayos controlados aleatorios (ECA) son de cantidad limitada pero de calidad crucial. Los investigadores médicos consideran que los ECA son los mejores cuando se trata de proporcionar la información más fiable. Al asignar aleatoriamente a los participantes a diferentes grupos de tratamiento, se minimizan los resultados sesgados. No obstante, el número de ECA realizados sobre la vitamina B17 sigue siendo pequeño.

Inhibir el crecimiento de las células cancerosas y favorecer la regresión tumoral son algunos de los resultados positivos que la vitamina B17 ha demostrado en diversos estudios. Un estudio aleatorizado de pacientes con cáncer de pulmón avanzado descubrió que una terapia combinada de vitamina B17 y quimioterapia convencional era más eficaz para mejorar la supervivencia de los pacientes que la quimioterapia sola. Estos resultados sugieren la eficacia potencial de la vitamina B17 en el tratamiento del cáncer.

Muchos estudios no pudieron demostrar los beneficios de la vitamina B17. En un metaanálisis, los investigadores hallaron pruebas insuficientes para apoyar la vitamina B17 como terapia contra el cáncer. Estos científicos descubrieron varios problemas en investigaciones anteriores, como muestras de pequeño tamaño o grupos de control insuficientes.

Se han realizado numerosos estudios con diferentes dosis y formas de vitamina B17, pero es importante señalar que produjeron resultados diferentes. Algunos estudios administraron Laetrile por vía Intravenosa, mientras que otros se basaron en huesos de albaricoque o extracto de huesos de albaricoque, lo que dificulta su comparación y evaluación.

Al considerar la individualidad del paciente, es importante reconocer que cada persona tiene su propia composición genética distintiva. Además, las personas responden de forma diferente a los distintos tratamientos, lo que puede explicar por qué algunas perciben beneficios de la vitamina B17 mientras que otras no notan mejoras significativas.

Para obtener datos más fiables, debemos examinar detenidamente las pruebas disponibles sobre la eficacia de la vitamina B17 y realizar investigaciones adicionales de primer nivel. Se pueden garantizar resultados más fiables evaluando la calidad de los estudios, teniendo en cuenta los posibles sesgos y realizando ensayos controlados aleatorios. En resumen, una revisión crítica de la eficacia de la vitamina B17 requiere un enfoque de investigación exhaustivo.

3.5 Resumen y perspectivas de futuro

En el resumen de este capítulo, nos gustaría sintetizar los hallazgos más importantes de estudios anteriores sobre la vitamina B17.

Basándonos en lo que sabemos, podemos afirmar con seguridad que las opiniones sobre si la vitamina B17 puede tener éxito en el tratamiento del cáncer están divididas y no son concluyentes.

Al demostrar la inhibición del crecimiento de las células cancerosas y la inducción de su muerte, los estudios de laboratorio y con animales han proporcionado pruebas prometedoras de la vitamina B17. Los estudios de casos y las pruebas anecdóticas de personas que afirman haberse curado del cáncer tomando vitamina B17 aportan más pruebas de su posible eficacia. Sin embargo, como estos testimonios se basan en la experiencia personal, deben tratarse con cautela y no pueden considerarse pruebas científicas.

Las pruebas disponibles sobre la vitamina B17 son contradictorias: algunos estudios arrojan resultados positivos, mientras que otros no consiguen demostrar ningún beneficio significativo. La exactitud de estos estudios podría estar sesgada debido a factores como grupos de control inadecuados o muestras de ensayo pequeñas, lo que da lugar a una avalancha de informes de investigación. Por lo tanto, es crucial seguir invirtiendo en estudios de investigación de primera clase para obtener una comprensión más completa de la eficacia de la vitamina B17.

Los investigadores tienen expectativas positivas respecto al futuro uso de la vitamina B17 en el tratamiento del cáncer. Sin embargo, es imprescindible que los próximos ensayos clínicos se atengan a protocolos científicos estrictos para medir eficazmente sus efectos. Para producir resultados concluyentes, estos estudios deben tener en cuenta los distintos tipos de cáncer, las dosis múltiples de vitamina B17 y los efectos a largo plazo. Además, deben realizarse estudios más exhaustivos sobre la seguridad y los hipotéticos efectos adversos de la vitamina B17.

Para evaluar de forma justa la vitamina B17 como tratamiento contra el cáncer, debemos dar prioridad a la transparencia y la independencia en la investigación. Esto significa revelar las fuentes de financiación para evitar conflictos de intereses. Si examinamos de cerca todas las pruebas disponibles y mantenemos la investigación científica en curso, podremos llegar a una conclusión fundamentada sobre la eficacia de la vitamina B17.

La posible cura del cáncer con vitamina B17 se explorará en próximos capítulos, incluyendo debates sobre su controversia, sus posibles efectos secundarios y la implicación de la industria alimentaria en su comercialización. También analizaremos los tratamientos alternativos contra el cáncer y ofreceremos perspectivas sobre el futuro de la vitamina B17 como avance en la terapia contra el cáncer.

Capítulo 4: Controversia en torno a la vitamina B17

En este capítulo examinaremos la controversia en torno a la vitamina B17 suscitada por los críticos en relación con su eficacia y seguridad. Analizaremos diferentes aspectos y estudiaremos los argumentos tanto de los defensores como de los detractores.

4.1 Críticas a la eficacia de la vitamina B17 y los huesos de albaricoque

En este subcapítulo analizaremos la controversia en torno a la eficacia de la vitamina B17 y las semillas de albaricoque. Los críticos afirman que las pruebas científicas de la eficacia de estas sustancias en el tratamiento del cáncer son limitadas. Argumentan que muchos de los estudios existentes tienen defectos metodológicos, como el pequeño tamaño de la muestra o la falta de un grupo de control.

Otro argumento de los críticos se refiere a los resultados contradictorios de los estudios existentes. Mientras que algunos estudios muestran efectos positivos de la vitamina B17 y los huesos de albaricoque en el tratamiento del cáncer, también hay estudios que no encontraron beneficios significativos. Esto sugiere que se necesita más investigación para aclarar la eficacia y efectividad de estas sustancias.

Un tercer argumento de los críticos se refiere a la falta de replicación e independencia de los estudios existentes. Se argumenta que muchos de los estudios no han sido replicados o pueden estar influidos por conflictos de intereses. Para hacer una evaluación fiable de la eficacia, es importante que los estudios se realicen de forma independiente y que los resultados sean replicados por otros investigadores.

4.2 Debate sobre los posibles efectos secundarios de la vitamina B17

En este subcapítulo hablaremos de los posibles efectos secundarios de la vitamina B17. Existen investigaciones que apuntan a posibles efectos nocivos de la vitamina B17, incluida su toxicidad.

Un aspecto importante del debate son los posibles efectos toxicológicos de la vitamina B17. Se señala que la vitamina B17 contiene amigdalina, que en determinadas condiciones puede convertirse en cianuro en el organismo. Por tanto, dosis elevadas de vitamina B17 podrían provocar una posible intoxicación por cianuro, que puede ser perjudicial para la salud. Es importante considerar cuidadosamente la dosis y el uso de la vitamina B17 para minimizar los riesgos potenciales.

Además de la toxicidad, existen otros posibles efectos secundarios comentados en relación con el uso de la vitamina B17. Entre ellos se incluyen informes de molestias gastrointestinales como náuseas, vómitos, molestias gastrointestinales y diarrea en algunas personas. Además, existen pruebas de que la vitamina B17 puede interactuar con ciertos medicamentos. Se recomienda consultar a un médico antes de tomar vitamina B17, especialmente si se están tomando otros medicamentos. Esto es importante para evitar posibles interacciones y garantizar la seguridad del tratamiento.

Además, hay indicios de que la vitamina B17 puede influir en la coagulación de la sangre. En personas con trastornos hemorrágicos o que toman medicamentos anticoagulantes, el uso de vitamina B17 puede aumentar el riesgo de hemorragias. Por lo tanto, es importante solicitar asesoramiento médico para identificar posibles riesgos y tratarlos adecuadamente.

Es fundamental subrayar que los efectos secundarios potenciales de la vitamina B17 mencionados anteriormente no se dan en todas las personas y que la tolerancia individual puede variar. No obstante, es importante ser consciente de los riesgos potenciales y considerar el uso de la vitamina B17 bajo supervisión médica.

4.3 Resumen y perspectivas de futuro

En esta sección, ofreceremos un resumen de los hallazgos más importantes de la controversia en torno a la vitamina B17 y ofreceremos una perspectiva para futuras investigaciones en este campo.

En resumen, la eficacia de la vitamina B17 y los huesos de albaricoque en el tratamiento del cáncer sigue siendo controvertida. Los críticos señalan deficiencias metodológicas en los estudios existentes y subrayan la necesidad de realizar más investigaciones independientes para extraer conclusiones sólidas.

También deben tenerse en cuenta los posibles efectos secundarios de la vitamina B17, especialmente su toxicidad y la posibilidad de interacciones con otros medicamentos. Es importante que se realice una evaluación individual de riesgos y beneficios, teniendo en cuenta el estado de salud y las necesidades personales de cada individuo.

Se necesitan más investigaciones en el futuro para comprender mejor la eficacia y la seguridad de la vitamina B17 y los huesos de albaricoque. Para obtener resultados significativos, es fundamental realizar ensayos aleatorizados y controlados con placebo, bien diseñados y con muestras suficientemente grandes.

Además, deben realizarse más investigaciones sobre la dosificación óptima, el uso a largo plazo y la identificación de subgrupos de pacientes que puedan responder mejor al tratamiento con vitamina B17.

En conclusión, es importante que los pacientes y los profesionales sanitarios tomen decisiones informadas sobre el uso de la vitamina B17. Un debate abierto y transparente sobre los pros y los contras, los riesgos y los resultados actuales de la investigación es de gran importancia para tomar una decisión informada.

En el próximo capítulo, analizaremos la industria de la semilla de albaricoque y su papel en relación con la vitamina B17 y la semilla de albaricoque como posible tratamiento contra el cáncer. Analizaremos la comercialización de la vitamina B17 y los huesos de albaricoque como curas y discutiremos la influencia de los grupos de presión y la presión política en la distribución y el acceso a estas sustancias.

Capítulo 5: La industria del albaricoque y la influencia política sobre la vitamina B17

Este controvertido capítulo examina la seguridad y eficacia de la vitamina B17, un tema que ha suscitado debate entre los críticos. Al analizar diversos aspectos, se consideran los argumentos de defensores y detractores.

5.1 Comercialización de la vitamina B17 y los huesos de albaricoque como tratamiento contra el cáncer

La eficacia de la vitamina B17 y los huesos de albaricoque en el tratamiento del cáncer es un tema muy controvertido. Algunos escépticos creen que no hay suficientes pruebas científicas que respalden las afirmaciones sobre su eficacia. Argumentan que los estudios realizados hasta ahora tienen sus propios problemas, como el tamaño insuficiente de las muestras y la falta de un grupo de control.

Los estudios existentes sobre la vitamina B17 y los huesos de albaricoque son un tema controvertido, y los críticos señalan la inconsistencia de los resultados. Mientras que algunos estudios pregonan los beneficios de estas sustancias en la lucha contra el cáncer, otros no muestran efectos significativos. Es evidente que se necesita más investigación para determinar la verdadera eficacia y efectividad de estos tratamientos.

Debido a la frecuente ausencia y a la cuestionable imparcialidad, la tercera crítica de los detractores gira en torno a la falta de coherencia y de experimentos únicos en los estudios anteriores. Algunos afirman que ciertos estudios nunca se han reproducido o pueden haber estado influidos por una agenda. Para medir correctamente los avances, es crucial que los experimentos se realicen de forma independiente y sean revisados posteriormente por otros investigadores.

5.2 Grupos de presión e influencia política en relación con la vitamina B17

En esta sección examinamos los riesgos potenciales que puede entrañar el consumo de vitamina B17. Según algunos estudios, existen pruebas de toxicidad y otros efectos adversos asociados a este complemento alimenticio.

La conversación se centra en las propiedades potencialmente nocivas de la vitamina B17. Esto se debe a que la vitamina B17 se compone de amigdalina, que puede convertirse en cianuro en determinadas condiciones físicas. En consecuencia, el aumento de las cantidades de vitamina B17 puede provocar una intoxicación por cianuro, que puede ser extremadamente perjudicial para el bienestar de una persona. Es importante reflexionar sobre la cantidad y el momento en que se toma la vitamina B17 para limitar al máximo las consecuencias indeseables.

Cuando se utiliza la vitamina B17, se habla de posibles efectos secundarios que van más allá de la mera toxicidad. Se han dado casos de dolencias gastrointestinales como náuseas, vómitos, molestias gastrointestinales y diarrea. También se ha observado que la vitamina B17 puede interferir con la acción de ciertos medicamentos. Es aconsejable consultar a un médico antes de tomar vitamina B17, especialmente si se están tomando otros medicamentos. Esto descartará cualquier interferencia y garantizará la seguridad del tratamiento.

Entre los beneficios de la vitamina B17 se incluye su capacidad para influir en la coagulación de la sangre, pero esta propiedad también podría suponer un peligro para las personas que ya sufren trastornos de la coagulación de la sangre o que están tomando medicación para diluir la sangre. Para prevenir el aumento del riesgo de hemorragias, se recomienda encarecidamente consultar a un médico para identificar los posibles peligros y tomar las contramedidas adecuadas.

Considere la posibilidad de tomar vitamina B17 bajo supervisión médica. Es importante recordar que los posibles efectos secundarios mencionados no afectan a todo el mundo, ya que la tolerancia individual puede variar. No obstante, merece la pena tener en cuenta los posibles riesgos.

5.3 Ética y transparencia en la comercialización de la vitamina B17

En esta sección se revelan los resultados de la controversia sobre la vitamina B17 y se aclaran las perspectivas de futuras investigaciones.

Los beneficios potenciales de la vitamina B17 y los huesos de albaricoque en el tratamiento del cáncer son controvertidos. Los estudios existentes han sido criticados por su metodología defectuosa, lo que ha llevado a los escépticos a reclamar investigaciones independientes adicionales para determinar de forma concluyente su eficacia.

Al considerar los posibles efectos secundarios de la vitamina B17, debe realizarse una evaluación individual de riesgos y beneficios. Esto incluye la posibilidad de interacciones farmacológicas y toxicidad. El estado de salud y las necesidades personales de cada individuo deben tenerse en cuenta antes de tomar una decisión.

Para comprender mejor la posible eficacia y seguridad de la vitamina B17 y los huesos de albaricoque, es necesario seguir investigando. Para obtener resultados significativos, es importante llevar a cabo estudios aleatorizados, controlados con placebo y realizados por expertos con grupos numerosos.

La dosificación óptima, el uso a largo plazo y la identificación de los subgrupos de pacientes que responden mejor al tratamiento con vitamina B17 son áreas que requieren más investigación.

Tomar una decisión informada sobre el uso de la vitamina B17 es crucial. Tanto los profesionales sanitarios como los pacientes deben tener un discurso profundo para sopesar los pros y los contras, así como los posibles peligros y los resultados de la investigación antes de llegar a una conclusión. En última instancia, la transparencia y la franqueza son fundamentales para tomar una decisión con conocimiento de causa.

En el contexto del tratamiento del cáncer, el próximo capítulo analizará el papel de la industria de los huesos de albaricoque y la vitamina B17. Examinaremos de cerca medicamentos como los huesos de albaricoque y la vitamina B17, analizando su comercialización y la influencia de los grupos de presión y la política en la distribución y accesibilidad de estas sustancias.

5.4 Impacto sobre la distribución y el acceso a la vitamina B17

Este subcapítulo examina la influencia del marketing y la política en la accesibilidad de la vitamina B17 y los huesos de albaricoque, y considera cómo estos factores podrían afectar a la venta y administración de medicamentos y suplementos alternativos contra el cáncer. Se espera explorar cómo estas fuerzas externas pueden influir en la distribución de los productos de vitamina B17 y limitar su accesibilidad.

Los pacientes con cáncer pueden desarrollar falsas esperanzas y seguir tratamientos alternativos sin evaluar adecuadamente la eficacia o la seguridad de la comercialización de la vitamina B17. Esto puede provocar el rechazo o el aplazamiento de tratamientos médicos convencionales de eficacia probada. Para tomar decisiones informadas sobre el tratamiento, los profesionales sanitarios deben proporcionar a los pacientes con cáncer una información completa.

El mercado de la vitamina B17 puede verse influido por fuerzas políticas que pueden afectar a la disponibilidad de estas sustancias. Los consumidores pueden encontrar obstáculos para acceder a los huesos de albaricoque o a esta vitamina debido a las restricciones o prohibiciones de venta impuestas por determinados países o autoridades. La falta de una normativa clara también puede hacer que sea arriesgado comprar en el mercado productos no probados o peligrosos.

La complejidad de la distribución y accesibilidad de la vitamina B17 conlleva resultados tanto positivos como negativos. La mayor accesibilidad de los tratamientos alternativos ofrece algunas ventajas, pero existe el riesgo de que las personas reciban productos engañosos o peligrosos.

Capítulo 6: Tratamientos alternativos del cáncer

En este capítulo examinaremos los enfoques alternativos del tratamiento del cáncer y analizaremos su eficacia en comparación con los tratamientos convencionales. Examinaremos diversas terapias alternativas y su base científica para ofrecer a los lectores una visión completa de este tema.

6.1 Fundamentos de los tratamientos alternativos del cáncer

En este segmento nos gustaría presentar las ideas básicas y las normas de las terapias no convencionales contra el cáncer. Estos enfoques suelen basarse en una comprensión integral del bienestar y la enfermedad, con el objetivo principal de reforzar la capacidad de recuperación del organismo. Se destacan varios remedios no convencionales, como la biomedicina, el tratamiento nutricional, la acupuntura, la naturopatía y la homeopatía.

Las distintas terapias alternativas pueden combinarse para atender las necesidades individuales de los pacientes. Es importante comprender que los enfoques alternativos no deben ser un sustituto sino un complemento del tratamiento médico convencional. Haremos hincapié en la importancia de una estrategia de tratamiento integral que incluya varias terapias alternativas.

6.2 Evaluación científica de tratamientos alternativos contra el cáncer

Este capítulo se centra en los tratamientos alternativos contra el cáncer y, en particular, en su evaluación científica. Cabe señalar que algunas terapias se basan en observaciones empíricas y conocimientos tradicionales y a menudo no cumplen las normas de la medicina ortodoxa. No obstante, presentamos varios resultados de investigaciones y estudios sobre la eficacia de las terapias alternativas en el tratamiento del cáncer.

La tarea de evaluar científicamente los tratamientos alternativos del cáncer dista mucho de ser sencilla debido a una serie de factores que deben tenerse en cuenta. Las poblaciones de pacientes varían mucho, al igual que los enfoques terapéuticos utilizados, y la complejidad de realizar ensayos controlados aleatorios supone un reto adicional. Para extraer conclusiones significativas, es crucial realizar investigaciones al más alto nivel.

6.3 Fitoterapia y naturopatía

Esta sección se centra en la terapia alternativa del cáncer, que incluye la fitoterapia y la naturopatía. Exploraremos el uso de plantas medicinales y extractos de hierbas para apoyar el tratamiento del cáncer. El debate abarcará diferentes especies de plantas y sus posibles principios activos utilizados en este tipo de terapia.

Posible

Investigamos el impacto de los remedios naturales en las células cancerosas y realizamos estudios científicos sobre los efectos de las plantas medicinales y los extractos de hierbas. La investigación in vitro e in vivo descubre los posibles mecanismos de acción y los beneficios terapéuticos del uso de terapias a base de plantas.

En la terapia alternativa del cáncer se utilizan a menudo plantas medicinales muy conocidas, como la cúrcuma, el té verde, el ginseng y el cardo mariano. Su potencial para tratar el cáncer reside en sus importantes compuestos activos, como la curcumina, las catequinas, los ginsenósidos y la silimarina, respectivamente. Los estudios han demostrado que estos compuestos naturales pueden inhibir el crecimiento de las células cancerosas, inducir la apoptosis y reforzar el sistema inmunitario.

Para investigar a fondo la seguridad y eficacia de los remedios a base de plantas en el tratamiento del cáncer, es crucial seguir investigando, aunque se reconozcan sus inconvenientes. Es importante entender que estos remedios no deben considerarse la única cura para el cáncer, sino una terapia complementaria junto a la medicina convencional. La estrecha colaboración con los profesionales médicos es crucial para abordar los posibles conflictos entre fármacos y garantizar una atención integral.

6.4 Terapia nutricional para el cáncer

Mientras nos ocupamos de este subcapítulo, nos gustaría destacar cómo ayuda la terapia nutricional en el tratamiento del cáncer. Uno de los principales beneficios de una dieta sana es que ayuda al organismo a hacer frente a los efectos secundarios del tratamiento del cáncer. El capítulo incluye un análisis detallado de la terapia nutricional y hace hincapié en la importancia de una dieta equilibrada que satisfaga las necesidades nutricionales del organismo. Además, mantener la hidratación es un aspecto crucial de la terapia nutricional, y adaptar la dieta a las necesidades del paciente es igualmente importante.

Las verduras de hoja verde, los frutos secos y las bayas tienen propiedades antioxidantes que pueden reducir activamente el daño celular provocado por los radicales libres. Para promover la salud intestinal y facilitar la digestión, son importantes los alimentos ricos en fibra. Para la reparación y el crecimiento de los tejidos durante el tratamiento, es importante consumir alimentos ricos en proteínas. También introduce la idea de ciertos alimentos y nutrientes que podrían ayudar a tratar el cáncer.

Se están estudiando algunas estrategias dietéticas que podrían sugerirse para cánceres o tratamientos específicos. Una dieta antiinflamatoria puede resultar útil para determinados tipos de cáncer, mientras que una dieta personalizada puede ayudar a controlar efectos secundarios como la pérdida de apetito, la falta de gusto o las náuseas.

Además, se analizan los suplementos dietéticos y su posible función en el tratamiento del cáncer. Existen muchos suplementos dietéticos que se comercializan como útiles en el tratamiento del cáncer. Se evalúan los tipos más comunes, incluidos los probióticos, la vitamina D, los ácidos grasos omega-3 y los antioxidantes, y se explican sus posibles riesgos y beneficios.

La terapia nutricional en el tratamiento del cáncer se basa en la individualización. Dependiendo de factores como el estadio de la enfermedad, el plan de tratamiento, el tipo de cáncer y las preferencias individuales, las necesidades nutricionales pueden variar enormemente. Para garantizar un apoyo nutricional óptimo y prevenir los síntomas carenciales, es esencial una estrecha colaboración con un nutricionista o dietista.

Este subcapítulo se centra en las medidas alternativas que están ganando importancia rápidamente en el tratamiento del cáncer. Se analizan el yoga, la homeopatía, la acupuntura y las técnicas de relajación y meditación. Se explican los fundamentos y los beneficios potenciales de estos métodos y se ofrece una visión general de las investigaciones realizadas sobre su efecto en el control del estrés, la reducción del dolor, el bienestar emocional y la calidad de vida en pacientes con cáncer.

Como parte integrante de un plan de tratamiento integral, los pacientes y sus familias deben considerar los enfoques alternativos. Sin embargo, es importante señalar que estos enfoques no deben considerarse curas del cáncer por derecho propio, sino más bien terapias complementarias del tratamiento médico convencional. La participación del equipo médico es crucial a la hora de considerar enfoques alternativos.

Las necesidades individuales son cruciales para el éxito del tratamiento de los pacientes con cáncer mediante terapias alternativas. Por ello, en este capítulo se examinan la base científica, los beneficios, las limitaciones y los riesgos de estos enfoques alternativos. Sin embargo, es importante señalar que las terapias alternativas no deben sustituir a los tratamientos médicos convencionales, sino complementarlos. La estrecha colaboración con los profesionales médicos es esencial para garantizar el plan de tratamiento más completo para los pacientes con cáncer.

6.6 Comparación de tratamientos convencionales y enfoques alternativos

En esta subsección, vamos a examinar más detenidamente la comparación de los tratamientos convencionales y alternativos contra el cáncer. Repasaremos las ventajas e inconvenientes de cada tratamiento y evaluaremos el respaldo científico de su seguridad y eficacia.

Veamos ahora algunas de las opciones convencionales de tratamiento del cáncer, como la radioterapia, la quimioterapia y la cirugía. Analizaremos sus tasas de éxito, sus posibles efectos secundarios y su funcionamiento. Para que nuestros temas sean más actuales, también presentaremos los últimos avances en la investigación del cáncer, como las terapias dirigidas y las inmunoterapias modernas.

En las subsecciones anteriores se han analizado diversos enfoques alternativos para el tratamiento del cáncer. Tras un cuidadoso análisis, comparamos ahora estas alternativas con los métodos convencionales de tratamiento del cáncer. Nuestra revisión incluye consideraciones sobre la evidencia científica y comparaciones de estudios que evalúan la eficacia tanto de las opciones de tratamiento convencionales como de las alternativas.

La combinación de enfoques convencionales y alternativos en una estrategia de tratamiento integrador puede garantizar un tratamiento óptimo del paciente. No obstante, hay que tener en cuenta que no todos los enfoques alternativos son científicamente sólidos o tan eficaces como los métodos convencionales. Es fundamental tener en cuenta las necesidades y circunstancias individuales del paciente y sopesar las ventajas y los inconvenientes.

Para ofrecer el mejor tratamiento posible a los pacientes, es fundamental que los profesionales sanitarios colaboren estrechamente con ellos y sus familias, teniendo en cuenta sus necesidades físicas, emocionales y psicosociales. Para lograrlo, es fundamental hacer hincapié en la atención holística.

6.7 Conclusión y perspectivas

En el último subcapítulo de nuestro libro, echamos un vistazo al futuro del tratamiento del cáncer con vitamina B17 y otros métodos no convencionales. Nos centraremos en los principales hallazgos que hemos extraído del libro y en destacar las dudas y limitaciones de nuestros conocimientos actuales.

Es importante destacar la investigación científica de tratamientos alternativos contra el cáncer, como la vitamina B17, en cuanto a su eficacia. Es necesario realizar más estudios de alta calidad para confirmar o refutar estos enfoques, ya que es importante garantizar su seguridad y eficacia.

Adoptar una visión holística, basarse en pruebas científicas y cuestionar los tratamientos alternativos son formas importantes de tomar decisiones informadas sobre la atención oncológica. La comunicación abierta con los profesionales sanitarios también es crucial. Estas recomendaciones dan prioridad a la evaluación crítica de la información disponible y capacitan a los lectores para tomar el control de sus propias decisiones terapéuticas.

Hacemos hincapié en la importancia de la salud física, emocional y psicosocial y hablamos de los cuidados de apoyo para los pacientes con cáncer. También abordaremos la importancia del autocuidado, la gestión del estrés y el ejercicio como apoyo integral a la salud durante el tratamiento y la recuperación.

Se insistirá en que la investigación sobre el cáncer está en constante evolución y en que en el futuro pueden aparecer nuevas opciones terapéuticas y nuevos conocimientos. De cara al futuro, hablaremos de las próximas novedades en el tratamiento del cáncer y destacaremos la importancia de los avances en la investigación genética, la medicina personalizada y la inmunoterapia.

Sobre la vitamina B17, las semillas de albaricoque y los enfoques alternativos para el tratamiento del cáncer, este libro ofrece información exhaustiva. Los lectores pueden tomar decisiones informadas sobre los tratamientos y adquirir una comprensión básica de los complejos problemas del cáncer y las terapias alternativas. Es importante destacar que este libro tiene fines informativos.

Es importante consultar a profesionales médicos cualificados para un tratamiento individualizado, ya que este libro no pretende orientar esas decisiones. Recuerde que esta guía no sustituye al asesoramiento médico. Asegúrese de buscar el asesoramiento adecuado según su estado individual.

El objetivo de este libro es ampliar los conocimientos de los lectores sobre el tratamiento del cáncer, proporcionándoles al mismo tiempo una exploración en profundidad de la vitamina B17, los huesos de albaricoque y otros tratamientos alternativos. En última instancia, queremos dar a los lectores las herramientas que necesitan para tomar decisiones informadas sobre su salud.

Epílogo

Queridos lectores,

Al concluir este libro sobre enfoques alternativos para el tratamiento del cáncer y las semillas de albaricoque, me complace expresar mi más profundo agradecimiento a todos ustedes. Agradezco la oportunidad que se me ha brindado de compartir con ustedes esta obra tan completa y perspicaz. Mi objetivo era proporcionarles un conocimiento exhaustivo sobre este tema y ayudarles a comprender los complejos aspectos del tratamiento del cáncer.

Mientras trabajábamos en este libro, investigamos a fondo los beneficios potenciales de los huesos de albaricoque y la vitamina B17 para el tratamiento del cáncer. Nuestra exploración incluyó la investigación de la rica historia y los antecedentes de estos métodos, el análisis de las pruebas existentes y las controversias en torno a su uso, y el examen de diversas teorías detrás de la vitamina B17. Además, comparamos los tratamientos alternativos contra el cáncer con los métodos convencionales más utilizados.

La evaluación individual y el asesoramiento de profesionales médicos cualificados son cruciales para quienes se enfrentan a un diagnóstico de cáncer. Por lo tanto, cabe destacar que este libro no sustituye al asesoramiento médico. Como fuente de información y orientación, puede ayudar a las personas en su toma de decisiones y en su investigación personal.

Su camino individual hacia la recuperación es lo más importante a la hora de elegir un enfoque para el tratamiento del cáncer. A medida que amplíe sus conocimientos a través de este libro, espero que encuentre métodos alternativos que resuenen con usted. Recuerde que es importante mantenerse informado para mantener el control de su salud.

Por último, me gustaría expresar mi más sincero agradecimiento a todos y cada uno de ustedes. Su interés por este libro significa mucho para mí y espero sinceramente que les haya dado una nueva perspectiva de las cosas. Sin la pericia, el intelecto y la investigación de muchos científicos, investigadores y expertos, este libro no habría sido posible. Les estoy eternamente agradecido.

En su camino hacia la recuperación personal y el mantenimiento de una buena salud, le deseo de todo corazón lo mejor. Que te llenes de valor, optimismo y resiliencia para afrontar los obstáculos y disfrutar de una vida de bienestar.

Saludos cordiales,

Hans C. Bayer